Publications de l'**Union Médicale** (nouvelle série), des 18, 25 et 28 Juin 1859.

DES SIGNES PROPRES

A FAIRE DISTINGUER

LES HÉMORRHAGIES CÉRÉBELLEUSES

DES

HÉMORRHAGIES CÉRÉBRALES

CONSIDÉRATIONS

DE

PHYSIOLOGIE PATHOLOGIQUE ÉCLAIRANT L'ÉTUDE DE LA PARALYSIE GÉNÉRALE DES ALIÉNÉS

Leçons de M. le Professeur BOUILLAUD (1)

Recueillies par M. le Docteur AUGUSTE VOISIN,

Ex-interne des hôpitaux.

Le principal but que je me propose, en publiant ces leçons de M. le professeur Bouillaud, est d'établir, pour lui, au sujet de l'ataxie locomotrice, une priorité que semble mettre en doute un travail récent de M. le docteur Duchenne (de Boulogne).

Qu'il me soit permis aussi de remercier l'illustre professeur qui laisse à l'un de ses élèves le soin d'être l'interprète public de ses opinions et de ses doctrines.

I. — M. le professeur Bouillaud a consacré une série de leçons aux principales affections (hémorrhagies, ramollissements inflammatoires, ramollissements gangréneux) des centres nerveux encéphaliques. Je me bornerai, dans cet article, à ce qui concerne le diagnostic différentiel des hémorrhagies du cervelet et des autres centres nerveux, et à quelques points relatifs à la *paralysie générale des aliénés*.

(1) Ces Leçons font partie du Cours professé par M. Bouillaud, à l'hôpital de la Charité, pendant le semestre 1858-59.

Messieurs ,

Dans les affections cérébrales, où les lésions fonctionnelles constituent à elles seules les données qui permettent de résoudre le problème du diagnostic, il est évident qu'il serait insoluble si l'on ne connaissait d'abord les fonctions des divers centres nerveux dans lesquels la maladie a son siége.

C'est bien ici le cas de répéter avec Bichat : « Qu'est l'observation, si l'on ignore là où siége le mal ? »

Quelles sont donc les fonctions du cervelet, et en quoi diffèrent-elles de celles du cerveau, telles que nous avons essayé de les déterminer dans nos précédentes leçons ? Assurément, Messieurs, il en est peu parmi vous capables de répondre à cette question ; ou plutôt il n'en est aucun, si vous cherchez une réponse dans les souvenirs que vous conservez des ouvrages que vous lisez le plus habituellement. Vous verrez, tout à l'heure, que si les miens vous étaient un peu plus familiers, vous y auriez trouvé des éléments propres à répondre à la question que nous venons de poser.

Les recherches sur les fonctions du cervelet datent, on le sait, du commencement de ce siècle, et ont amené les physiologistes à certains résultats si précis, si constants, qu'ils ne permettent désormais aucune contestation sérieuse ; et cependant, quelques auteurs d'ouvrages et de mémoires récents ne paraissent tenir aucun compte de ces découvertes physiologiques, des expériences et des examens cadavériques sur lesquels elles s'appuient.

Je me propose, Messieurs, d'insister de nouveau sur une partie de l'étude des maladies encéphaliques, aussi bien au point de vue physiologique et expérimental qu'au qu'au point de vue pathologique.

II. — En 1809, Rolando, après avoir pratiqué un grand nombre d'expériences sur les animaux des quatre classes des vertébrés, conclut que le cervelet est la source, l'origine de tous les mouvements, et il assimila l'action de cet organe à celle de la pile voltaïque.

Ces expériences de Rolando sont postérieures à l'époque où le célèbre docteur Gall enseigna que le cervelet est l'organe de l'instinct de la propagation. On sait assez le retentissement qu'a eu cette partie de la doctrine de cet illustre physiologiste, et à laquelle M. Serres prêta son appui dans un mémoire qu'il fit paraître en 1826.

III. — En 1822, surgit une autre opinion, fondée sur des expériences nombreuses par M. Flourens. Il avança que « dans le cervelet réside une propriété qui consiste à » ordonner ou coordonner les mouvements voulus par certaines parties du système nerveux. » Cette propriété, M. Flourens l'appela coordination.

Je n'avais, pour ma part, jusqu'à la publication du mémoire de M. Flourens, aucune opinion arrêtée sur la doctrine de Gall. Les expériences de ce physiologiste me frappèrent vivement, et je résolus d'expérimenter à mon tour.

IV. — Je pratiquai chez dix-huit animaux des cautérisations plus ou moins étendues et profondes sur le cervelet.

Chez tous, j'observai des désordres très remarquables des fonctions de la marche, de la station et de l'*équilibration*. Ces phénomènes n'étaient ni de la paralysie, ni des convulsions proprement dites des mouvements *simples* des membres. Ces animaux, tout en ne pouvant rester en équilibre, marcher droit sans chanceler et tituber, jouissaient du pouvoir de *fléchir, d'étendre* les membres, d'exercer des mouvements partiels, isolés; mais tout acte nécessitant l'association, la coordination des mouvements que supposent la marche et la station, était sinon aboli, du moins très imparfait. L'abolition complète des mouvements coordonnés est un résultat de l'ablation ou de la destruction entière du cervelet; leur imperfection est l'effet d'une lésion partielle ou superficielle de l'organe. D'ailleurs, si l'on irrite seulement le cervelet, on ne détruit pas ses fonctions, mais on les bouleverse pour un certain temps. On observe alors des sauts, des culbutes, des mouvements bizarres, parfois une tendance à reculer, à tourner en rond, et quelquefois une agitation universelle, d'apparence épileptique.

Si M. Flourens n'a pas décrit les phénomènes tels que je viens de les exposer, c'est qu'il a toujours procédé dans ses expériences par la méthode d'ablation du cervelet. Par ce dernier moyen, en effet, l'animal est privé sans retour de la faculté de s'équilibrer et de marcher; tous les efforts qu'il fait sont inutiles, mais l'animal n'en conserve pas moins la faculté d'exercer des mouvements partiels des membres, et de *coordonner* même certains mouvements autres que ceux nécessaires à la marche, à la station, à l'équilibration.

Les sensations et les facultés intellectuelles n'éprouvent aucune altération directe et nécessaire par suite de ces lésions; mais comme les tubercules quadrijumeaux sont contigus au cervelet, il n'est pas rare qu'ils soient lésés en même temps, et que l'on observe des troubles et des mouvements des yeux.

M. Magendie assure que la lésion d'un seul hémisphère du cervelet ou de l'un des pédoncules cérébelleux provoque un irrésistible mouvement de droite à gauche et de gauche à droite, selon l'hémisphère lésé.

Jamais je n'ai observé soit l'érection, soit l'éjaculation, chez les animaux auxquels j'ai cautérisé ou piqué le cervelet.

Les recherches expérimentales qui me sont propres prouvent, par conséquent, que le cervelet coordonne tous les mouvements d'où résultent l'équilibre, la station et les divers modes de locomotion. Cette doctrine diffère de celle de M. Flourens, d'après laquelle le cervelet coordonnerait tous les mouvements, dans le sens le plus général (1). Que ce ne soient pas là les seules fonctions dont l'exercice ait été confié à ce volumineux centre nerveux, c'est possible; mais c'est une autre question, pour la solution de laquelle nous manquons de données cliniques et expérimentales, et que nous n'avons pas, d'ailleurs, l'intention de discuter ici.

V. — Dans la seconde partie de mes recherches sur les fonctions du cervelet publiées

---

(1) Dans des recherches ultérieures, M. Flourens a reconnu lui-même, qu'il est des mouvements *coordonnés* auxquels ne préside pas le cervelet.

dans les *Archives générales de médecine* (1826), j'ai rapporté des faits cliniques, à l'appui des conclusions que j'avais tirées des expériences pratiquées sur les animaux (1).

Une observation citée par Gall démontrait que la tendance à tomber en avant chez le comte Philippe II, coïncidait avec une masse charnue comprimant le cervelet, et Gall n'en rapportait pas moins ce fait à l'appui de sa doctrine sur les fonctions de cet organe.

L'observation du malade Guérin, relatée par Lallemand, montrait la relation entre la titubation du malade, sa tendance à tomber en avant, et une lésion du cervelet, consistant en une poche purulente de la pie-mère cérébelleuse, et comprimant l'organe indiqué.

Une seconde observation, publiée par Gall, se rapportait à un jeune homme qui avait présenté pendant la vie un décubitus dorsal, se remuait difficilement, quoiqu'il ne fût paralysé ni du sentiment ni du mouvement, et chez lequel on trouva une tumeur rougeâtre, d'apparence charnue, dans le lobe droit du cervelet. Gall n'en considèra pas moins ce fait comme favorable à sa doctrine, tant les esprits supérieurs eux-mêmes sont sujets à se faire illusion !

Deux observations d'Ollivier signalaient l'impossibilité de se tenir assis, bien que les membres fussent sensibles et se remuassent continuellement. Dans les deux autopsies, il existait des lésions cérébelleuses.

Magendie avait noté à cette époque, chez un soldat blessé à l'occiput, une impossibilité de marcher en arrière, une difficulté à se lever, l'intégrité des mouvements partiels des membres, la mort survenue subitement, et, à l'autopsie, une désorganisation complète du cervelet.

Dans tous ces cas, je signalais en même temps l'absence de lésions du cerveau et de la moelle, auxquelles on pût attribuer les symptômes *spéciaux* ci-dessus indiqués.

VI. — Depuis cette époque déjà bien éloignée, plusieurs travaux ont été publiés sur les affections du cervelet. Les conclusions des recherches dont il vient d'être question n'y sont pas même mentionnées, je ne dis pas développées et discutées ; cela soit dit sans une autre intention que de faire une remarque historique.

Dans le *Dictionnaire de médecine et de chirurgie pratiques*, M. Cruveilhier se borne à dire que les apoplexies cérébelleuses produisent un effet croisé comme les apoplexies cérébrales, et ajoute que le cervelet n'est pas plus le régulateur des mouvements que le foyer de toute sensibilité.

Dans sa *Clinique médicale*, M. Andral a déduit les conclusions suivantes des obser-

---

(1) Je dois consigner ici la dernière de ces conclusions : « Il n'est pas très rare d'observer chez l'homme des dérangements les plus bizarres, des mouvements de progression, tels qu'une tendance à reculer, un besoin invincible de courir sans motif raisonné, des sauts, des culbutes, des pirouettes extraordinaires. MM. Magendie, Itard, Koreff, Bailly, Ribes, ont vu des cas de ce genre. J'en connais deux extrêmement curieux, qui ont été recueillis par M. Cassan, interne du service de M. Duméril, à la Maison de santé. N'est-il pas infiniment probable que ces anomalies, ces espèces de folies des fonctions de la marche dépendent d'une lésion soit organique, soit purement dynamique du cervelet. »

vations qu'il a rapportées : « Quand l'épanchement qui s'est accompli dans l'un des hémisphères du cervelet est assez considérable, il produit la paralysie d'un des côtés du corps.

Quand l'hémorrhagie a été très forte, il y a résolution générale des quatre membres.

La sensibilité n'a pas paru lésée à M. Andral dans les cas d'apoplexie du cervelet.

L'intelligence présente les mêmes modifications que lorsque l'épanchement a eu lieu dans le cerveau proprement dit.

Dans aucun cas, il n'existe de symptôme du côté des voies génitales. »

VII. — A l'époque où j'ai publié ma *Nosographie médicale* (1846), époque bien postérieure, comme on voit, aux travaux de M. Flourens et à mes propres recherches expérimentales et cliniques, à cette époque, dis-je, non seulement les faits recueillis par moi, pendant cette période de temps, n'avaient pas affaibli ma conviction sur le rôle que joue le cervelet dans les fonctions de la progression, de la station, de l'*équilibration*, mais l'avaient confirmée. Aussi, dans l'ouvrage dont il vient d'être fait mention, je crus pouvoir, sans témérité, faire intervenir cette importante *donnée* pour la solution du *problème* du diagnostic des diverses affections du cervelet, solution jusquelà vainement cherchée.

Citons quelques passages à l'appui de notre assertion :

1° ARTICLE *Cérébellite* (*Nosographie médicale*, t. II, p. 72). « Je crois me conformer aux faits attestés par la saine observation, en disant que les symptômes (*spéciaux, distinctifs*) de cette affection consistent en des lésions des fonctions de la station, de l'équilibration et de la progression.....

» Chez les animaux, lorsque le cervelet est simplement *irrité*, on observe des sauts, des culbutes, des pirouettes et autres mouvements bizarres, *désordonnés*, qui constituent une sorte d'*aliénation*, de *délire* des fonctions de la progression et de la station.....

» Une foule d'affections désignées sous le nom vague de *maladies nerveuses* ne tarderont probablement pas à rentrer dans la classe des lésions particulières du cervelet..... »

2° ARTICLE *Chorée et tremblements musculaires choréiformes* (t. III, p. 646 et suivantes). « La chorée, selon M. Calmeil, n'est pas toujours aussi facile à distinguer qu'on pourrait le croire, de la *paralysie générale des aliénés*.....

» Le phénomène caractéristique de la chorée et des tremblements choréiformes, n'est, à la rigueur, ni un *excès*, ni un *défaut* de l'influence nerveuse normale qui préside à l'action musculaire, mais une sorte d'*aberration*, de *désordre*, d'*incoordination*, d'ATAXIE de cette action....

» Ce *tremblement* dont nous nous proposons de faire ici *particulièrement* l'histoire, a pour siége spécial les membres, et surtout les membres inférieurs, considérés comme organes de la station et de la marche, et c'est pour cela que nous l'avons rattaché aux *névroses* du cervelet. La chorée est, pour les centres nerveux qui coordonnent, à l'état normal, les mouvements lésés dans cette affection, ce qu'est pour les centres nerveux qui président aux phénomènes intellectuels, cette espèce de *folie* dans laquelle les malades *déraisonnent* invinciblement, *jugent de travers*, *associent* vicieusement leurs idées, sans que ces idées soient nécessairement elles-mêmes ou exaltées ou affaiblies. Sous ce rapport, on pourrait, par une sorte de métaphore *médicale*, donner aux mouvements désordonnés, incohérents, ATAXIQUES, dont il s'agit, le nom de *délire* ou de *folie* des *mouvements*. »

3° ARTICLE *Monomanies d'ivresse* (t. IV, p. 103). « N'est-il pas un phénomène bien digne de réflexion, que de voir l'ivresse entraîner immédiatement, en même temps qu'une lésion des facultés intellectuelles (délire des ivrognes), une lésion des fonctions locomotrices connue sous les noms de titubation, chancellement (effet d'une lésion du cervelet, comme le délire est un effet d'une lésion du cervelet), et conduire à cette *paralysie générale des aliénés* qui, sous certains rapports, se rattache à une lésion du cervelet ? »

4° ARTICLE *Névrose passive du cervelet et paralysie dite générale des aliénés* (t. IV, p. 546 et suiv.). « Jusqu'à présent, aucun nosologiste n'avait eu la pensée de localiser dans le cervelet la *névrose* propre à produire la diminution ou l'abolition des mouvements coordonnés de la marche et de la station. Cette diminution ou abolition figure parmi les symptômes qui appartiennent à l'affection décrite, dans ces derniers temps, sous le nom de *paralysie générale des aliénés*. C'est un phénomène essentiellement lié à une lésion du cervelet, principe *coordinateur* ou *législateur* des mouvements de la marche et de la station.

» M. le docteur Calmeil a tracé avec soin la description de la paralysie dont il s'agit. Malheureusement, il n'est point parvenu à *localiser* les diverses lésions fonctionnelles qu'il a décrites, c'est-à-dire à déterminer quelles sont les diverses parties des centres nerveux dont les lésions ont été le point de départ de ces lésions fonctionnelles. Il considère, par exemple, comme éléments d'une seule et même maladie, et la paralysie de la parole, et la paralysie de la marche et de la station. Or, les centres nerveux dont les lésions produisent ces deux grandes espèces de paralysies sont aussi distincts l'un de l'autre que le sont les agents qui concourent à la formation de la parole, de ceux qui opèrent les actes de la station et de la marche. C'est pour n'avoir pas connu les fonctions spéciales des principaux centres nerveux que M. Calmeil n'a pu se faire une idée claire et précise de la paralysie *complexe* dont il s'est occupé, et sur laquelle il a, sous d'autres rapports, répandu une si précieuse clarté. »

M. Calmeil a décrit trois degrés dans la paralysie progressive : la maladie est peu intense, d'une intensité moyenne ou très intense.

Symptômes de la paralysie générale peu intense. — « La gêne dans les mouvements de la langue est le premier symptôme. » M. Calmeil confond ici la gêne dans les mouvements de la langue avec la gêne de la parole ; ces malades, en effet, ont si peu une paralysie de la langue, qu'ils s'en servent pour manger. « Les paroles se font attendre ; c'est une sorte de bégaiement comparable à celui de l'ivresse. Si l'on dit au

sujet de tirer sa langue, on n'observe pas de déviation notable, au moins habituellement. » Les mouvements de la langue ne sont donc pas gênés. Il n'y a pas là de paralysie. « Les traits de la face conservent leur rectitude naturelle; en un mot, il n'existe
d'apparent qu'un bredouillement. »

Symptômes de la paralysie générale de moyenne intensité. — « Le malade n'arti-
cule distinctement aucun mot. Il se soulève lentement; une fois debout, semblable à
un enfant qui mesure ses premiers pas, il chancelle et son corps vacille. Dans le lit, il
soulève ses membres et les porte en différents sens. » Je vous ai montré ce matin, à la
salle Saint-Jean-de-Dieu, au lit n° 6, un malade qui présente ces symptômes. Il a, de
plus, une tendance à reculer; a beaucoup de peine à prendre son élan, à tourner, et n'y
parvient qu'après un certain nombre de mouvements de latéralité.

Symptômes de la paralysie générale intense. — Le malade ne peut articuler aucun
mot; les sons sont vagues, confus et cependant il mange. « Les extrémités inférieures
sont tellement faibles que le paralytique ne peut plus se tenir debout. Les bras, les
mains n'ont pas perdu, d'une manière aussi absolue, leur liberté d'action; mais il
est visible, que la faiblesse générale les a atteints. On le voit chanceler, pencher à
droite, à gauche, et tout son corps vaciller. »

Même à la dernière période de l'affection, les aliénés paralytiques agitent dans leurs
lits leurs membres par secousses et très irrégulièrement; leurs extrémités inférieures,
dit M. Calmeil, sont *tellement faibles,* qu'ils ne peuvent plus se tenir debout; mais
leurs membres n'ont pas perdu d'une manière absolue leur liberté d'action, il n'existe
pas de paralysie de la motilité; tout se réduit à l'absence de la coordination des mouvements.

En résumé, *ces troubles de la locomotion chez les aliénés paralytiques appartiennent, à mon avis, à une lésion cérébelleuse,* et je ne doute pas que des recherches
dirigées dans ce sens ne conduisent à adopter l'opinion que je soutiens devant vous,
que j'avais avancée dans ma *Nosographie médicale,* et qui, cependant n'a été men-
tionnée dans aucun des ouvrages qui ont eu trait à la paralysie des aliénés. La marche
de l'affection est graduée, d'où le nom de progressive. Les malades peuvent prendre de
l'exercice pendant une assez longue période de la maladie, « mais, enfin, au bout de
trois ans, au plus, ils succombent dans un état de résolution générale plus ou moins
complète, ayant la sensibilité obtuse ou annulée, et l'intelligence presque abolie. »

Il résulte de cette description que M. Calmeil, imité en cela par tous ses successeurs,
en pareille matière, a décrit les phénomènes si divers qui caractérisent une phlegmasie
chronique des centres nerveux encéphaliques, mais n'a pas distingué les symptômes
qui appartiennent en propre à la lésion de tel ou tel de ces centres nerveux, de telle
ou telle partie de l'un ou de l'autre de ces centres nerveux. C'est là une grande
lacune, un grand *desideratum.* Pour combler tout *entière* une aussi vaste lacune,
il faudra, pendant des siècles poursuivre les recherches déjà faites; toutefois, à l'époque
même où M. Calmeil écrivait, on avait tenté quelques travaux de ce genre, et d'autres

ont été accomplis depuis l'époque où parut l'ouvrage de cet éminent observateur (1).

Pour lever toute espèce de doute relativement au *diagnostic* de la paralysie générale des aliénés, M. Calmeil passe en revue tous les cas qui pourraieut embarrasser dans la pratique ; or, après avoir déclaré que sous ce nom il ne comprend point *toutes les lésions générales* des mouvements, mais seulement une affection *spéciale,* dont l'apparition paraît se rattacher au développement d'une *phlegmasie cérébrale chronique,* il soutient que les phlegmasies du cerveau et de ses membranes ne sauraient produire la *paralysie générale des aliénés.* Mais, chose bien singulière, de toutes les parties de l'axe cérébro-spinal dont il a passé les phlegmasies chroniques en revue, le seul centre nerveux dont il ne fasse pas une mention spéciale à propos de ces phlegmasies, c'est précisément le cervelet, c'est-à-dire celui qui, d'après ce qui précède, aurait dû le plus particulièrement appeler l'attention *pour ce qui concerne les désordres de la progression et de la station* (2).

5° LIVRE V, *consacré aux* ATAXIES *des centres nerveux* (t. V, p. 317 et suiv.). On lit ce qui suit dans l'article Ier, relatif aux *irrégularités,* incohérences relatives aux mouvements coordonnés nécessaires à l'exécution des divers actes de la vie de relation :

« Ce genre de lésion est, pour les centres nerveux qui coordonnent les mouvements lésés, ce qu'est pour les centres nerveux où s'opèrent les phénomènes intellectuels, cette espèce de *folie* dans laquelle les malades déraisonnent invinciblement, etc.

» Les mouvements ATAXIQUES dont il s'agit portent des noms divers, selon les fonctions des instruments moteurs qui en sont le siége (*titubation,* mouvements *choréiformes, bégaiement, bredouillement,* etc., etc.)

» Cette ATAXIE de mouvements coordonnés se divise en autant de variétés qu'il y a de centres nerveux spéciaux affectés à ces mouvements. Nous avons, dans de précédents articles, signalé les lobules antérieurs du cerveau comme présidant spécialement aux mouvements coordonnés de la *parole,* le cervelet comme régulateur *coordinateur* des mouvements nécessaires à la station, à l'équilibration, à la marche, etc. »

6° ARTICLE *Hémorrhagie du cervelet* (t. V, p. 372 et suiv.), à propos du diagnostic : « D'après ce que nous avons établi ailleurs, il est permis de penser qu'un jour viendra où la paralysie plus ou moins complète des divers actes de la progression, de la station

---

(1) Bayle a remarqué, le premier, et cette remarque a été confirmée par les principaux médecins aliénistes venus après lui, que, à une certaine période de l'évolution de la paralysie générale, les malades offraient les symptômes des *monomanies ambitieuse* ou *religieuse* (ils se croient être Dieu, roi, possesseurs d'immenses richesses, etc., etc.). Ce délire est alors ordinairement *précédé* de troubles qui portent spécialement sur les facultés intellectuelles, *et suivi* des dérangements qui intéressent les divers actes de la locomotion en général, et plus particulièrement la *marche,* la *station* et l'équilibration. On dirait que, dans ce cas, l'affection s'étend successivement des parties antérieures du cerveau à ses parties postérieures, puis au cervelet, les premières étant spécialement, d'après les recherches suffisamment probantes, le siége des grandes facultés intellectuelles, et le cervelet celui de la force instinctive qui préside à la marche et à ses divers dérivés, tandis que les parties postéro-supérieures du cerveau seraient, d'après Gall, le siége de l'ambition et autres sentiments moraux.

(2) M. Calmeil, il est vrai, dit que *souvent* les altérations qu'on rencontre dans le cerveau des aliénés atteints de paralysie générale, s'observent en même temps dans le cervelet, mais à un moindre degré. Seulement, il ne fait cette déclaration que dans une simple note de la page 414 de son ouvrage, et sans assigner aucuns signes particuliers aux lésions du cervelet.

et de l'équilibration sera considérée comme le signe *caractéristique* de l'hémorrhagie du cervelet. J'ai déjà observé quelques cas qui me paraissent déposer en faveur de cette opinion, dont la *démonstration clinique* ne saurait longtemps se faire attendre, si les observateurs placés dans des établissements convenables (Bicètre, Charenton, la Salpêtrière) s'appliquent à recueillir exactement les observations des malades confiés à leurs soins. »

Les passages que nous venons, Messieurs, de mettre sous vos yeux, suffiraient amplement pour démontrer, sans réplique, que, depuis longues années, nous avons signalé les rapports de cause à effet entre les lésions du cervelet et certains dérangements dans les actes divers de la marche, de la station, etc. Ajoutons cependant que la doctrine exposée dans les passages divers ci-dessus désignés, a de plus, chaque année, depuis plus d'un quart de siècle, été enseignée, développée dans mes leçons cliniques ; elle était donc parfaitement arrêtée dans mon esprit, bien qu'elle n'eût guère d'écho nulle part. Je comprends l'étonnement et le silence de ceux qui n'ont pas, comme nous, pratiqué, un très grand nombre de fois, et dans les occasions les plus diverses, les expériences dont il a été question, et recueilli des observations cliniques confirmatives de ces expériences. Mais l'étonnement cessera, j'en suis sûr, aussitôt qu'on aura pris la peine d'en agir ainsi, Ce qu'il y a de certain, c'est que, parmi les nombreux témoins de nos expériences, il n'en est aucun qui n'ait reconnu la vérité des conclusions que nous en avons déduites.

Enfin, tout récemment, deux auteurs, M. Hillairet, médecin des hôpitaux, autrefois attaché à notre service, d'abord comme élève externe, plus tard comme chef de clinique, et M. le docteur Duchenne (de Boulogne) qui, depuis si longtemps, fréquente nos salles de clinique et honore nos leçons de sa présence, ont publié tous deux des recherches qui confirment notre doctrine sur le rôle du cervelet dans les fonctions de la marche, de la station et de l'équilibration. C'est là, pour nous, une bonne fortune, et nous nous empressons de vous présenter, Messieurs, un aperçu de ces deux importants travaux.

VIII. — Commençons par celui de M. le docteur Hillairet, lequel a pour titre : *De l'hémorrhagie cérébelleuse.*

Nous nous bornerons à présenter le résumé des observations, tel qu'il se trouve en tête de chacune d'elles.

Obs. I. — Apoplexie cérébelleuse. — Conservation de la sensibilité. — Pas de paralysie du mouvement. — *Progression impossible.* — Coma. — Mort. — *Épanchement de sang dans le milieu de l'épaisseur des deux hémisphères du cervelet.*

Obs. II. — Hémiplégie ancienne droite. — Accidents cérébraux nouveaux, avec *impossibilité de se tenir sur ses jambes,* sans perte de connaissance ; éblouissements. — Coma ; mort. — Ancien foyer hémorrhagique dans la couche optique et le corps strié gauches. — *Foyer hémorrhagique récent dans les deux hémisphères cérébraux,* et dans le 4e ventricule.

Obs. III. — *Station impossible,* mais point de paralysie proprement dite des membres ; conservation de l'intelligence ; mort. — *Hémorrhagie dans la partie antérieure de la région inférieure du cervelet* (hémisphère gauche).

Du résumé de ces trois cas, on est en droit de conclure que l'hémorrhagie du cervelet se manifeste essentiellement par des troubles dans la marche, la station et l'équilibration. Elle ne produit pas, comme l'hémorrhagie cérébrale, une paralysie croisée. La résolution des membres, l'état comateux, qui se rencontrent dans l'hémorrhagie cérébelleuse, s'expliquent par l'influence de cette hémorrhagie sur le mésocéphale et la moelle allongée.

Dans l'hémorrhagie cérébelleuse pure, sans lésion des parties voisines de la base de l'encéphale, il n'y a pas de paralysie des mouvements simples des membres ; et si le malade ne peut, il est vrai, se tenir debout, s'il tombe en arrière, en avant, de côté, s'il ne saurait faire un seul pas, c'est qu'il est privé de la force centrale qui préside aux mouvements coordonnés dont se compose la marche, la station, etc...

Dans les cas rapportés tout à l'heure, il y avait conservation de l'intelligence et de la sensibilité.

M. Hillairet a insisté, avec raison, sur les vomissements, comme signe de l'hémorrhagie cérébelleuse. Mais ce symptôme dépend du voisinage de l'origine des nerfs de la huitième paire, sur laquelle la lésion du cervelet peut exercer son influence et ne résulte pas de cette lésion *elle-même*. Cela est si vrai que, chez la plupart des malades, les vomissements qui ont eu lieu dans les premiers temps de l'hémorrhagie cérébelleuse ne tardent pas à disparaître, et qu'il ne reste plus, comme signe caractéristique, que les troubles dans les fonctions de la marche et de la station.

Pendant le cours de ces leçons, nous avons eu sous les yeux (salle des hommes, n° 1 et n° 8) deux cas de ce genre, et M. Hillairet nous a conduit un de ses malades chez lequel il n'existait non plus, à cette époque, qu'un désordre dans la marche et l'équilibration.

En dernière analyse, les diverses affections du cervelet ne se traduisent que par des troubles dans les mouvements coordonnés spéciaux, désignés sous les noms de *progression*, de *station*, d'équilibration du corps, lorsque la lésion n'étend pas sa sphère d'action en dehors des limites du cervelet, mais des vomissements, des dérangements dans les mouvements des yeux, dans la vision (1), dans la respiration, du coma, indiquent que le plancher du quatrième ventricule, les tubercules quadrijumeaux, la moelle allongée et les racines des pneumo-gastriques, participent à l'hémorrhagie d'une manière directe ou indirecte.

Avant de terminer ce qui est relatif au diagnostic de l'hémorrhagie du cervelet, problème grave et difficile, à la solution duquel le travail de M. le docteur Hillairet aura puissamment concouru, nous allons jeter un coup d'œil sur le second mémoire dont nous avons déjà parlé (2).

IX. — Il a pour auteur M. Duchenne (de Boulogne), aux travaux duquel nous avons

---

(1) M. Bouillaud a signalé, en 1826 (*Recherches expérimentales et cliniques sur le cervelet — Arch. de médecine*), ces lésions dans les mouvements des yeux et dans le regard.

(2) *Archives générales de médecine*, 1859.

toujours rendu justice, et a pour titre : « *Ataxie locomotrice progressive : abolition progressive de la coordination des mouvements et paralysie apparente contrastant avec l'intégrité de la force musculaire.* » M. Duchenne (de Boulogne) a cru qu'il avait découvert une maladie nouvelle, et que le nom qu'il lui avait donné n'était pas moins nouveau. Ceux de vous qui n'ont pas oublié les passages de ma *Nosographie médicale,* savent déjà que tout n'est pas nouveau dans les caractères et dans le nom de la maladie étudiée par notre confrère.

Voici les principales observations qui ont servi de base à son travail :

Obs. I. — Cas type d'ataxie locomotrice progressive. — Homme de 48 ans. — Habitation dans une maison humide.

En 1835, douleurs dans les jambes et strabisme convergent. — En 1840, *difficulté d'exécuter les mouvements en rond. En 1848, marche embarrassée, semblable à celle d'un homme ivre.* — En 1856, M. le docteur Duchenne constate une altération de tous les sens ; l'ouïe perdue à gauche, le toucher obtus. — Le malade ne peut écrire sans le secours de la vue ; de même que les yeux fermés, sa main gauche ne peut trouver le bout du nez. — Lorsqu'il marche entre des perches, où il peut faire jusqu'à douze cents pas en trois séances, il est obligé de regarder constamment ses pieds, dont la plante ne sent pas le contact du sol (1).

Obs. V. — *Troubles de la coordination des mouvements rendant la* STATION ET LA MARCHE IMPOSSIBLES, *et cependant conservation de la force musculaire pour les mouvements partiels et dans la position assise.* — *Au début diplopie.*

Obs. VI. — 40 ans. — En 1840, paralysie de la troisième paire, à gauche, bientôt guérie. — En 1845 et 1847, retour de la paralysie de la troisième paire. — En 1848, rechute. — En 1852, nouvelle rechute. — *Tournoiements de tête ;* PERTE DE L'ÉQUILIBRE PENDANT LA STATION ET LA MARCHE. — En 1854, perte complète de la vue. — Force normale de tous les mouvements partiels, mais *s'exécutant de la manière la plus brusque et la plus désordonnée, sitôt que les mouvements fonctionnels doivent être un peu complexes.*

Obs. VII. — 30 ans ; — en 1854, strabisme gauche. — En 1855, *troubles de la coordination dans les membres inférieurs pendant la station et la marche.*

Obs. VIII. — 48 ans ; — diploplie en 1856 ; — *marche vacillante.*

Obs. XI. — En 1856, étourdissement assez violent pour faire traverser au malade une rue, malgré lui ; *depuis, difficulté extrême à sauter.* — *Conservation des mouvements partiels dans la station assise.*

Obs. X. — En 1851, affaiblissement de la vue. — En 1856, *oscillations dans la marche, la malade ne pouvait modérer son pas et se sentait comme poussée en avant par une force invisible.*

Obs. XI. — 28 ans. Impuissance depuis 1852. — Depuis trois ans, vue quelquefois trouble. — *Perte de l'équilibration et titubation pendant la marche ; il semble au malade qu'il marche sur des ressorts et qu'une force invisible le pousse en avant.*

Voilà, en résumé, les preuves sur lesquelles s'appuie M. Duchenne (de Boulogne) pour établir que la maladie qu'il a étudiée est une maladie essentiellement nouvelle sous le rapport de l'*ataxie locomotrice.* En vérité, lorsque l'on a présents à l'esprit les nombreux extraits de mes ouvrages rapportés plus haut, on est surpris de voir M. Du-

---

(1) Ces derniers phénomènes indiquent évidemment que la lésion des centres nerveux n'est pas limitée au cervelet, et ne doivent pas être confondus avec ceux qui appartiennent à la lésion *spéciale* du cervelet.

chenne considérer comme nouveaux les désordres de la marche, de la station, coïncidant avec la conservation des mouvements simples et isolés des membres inférieurs.

Au reste, Messieurs, M. le docteur Duchenne lui-même, comme vous allez vous en convaincre, a fini par reconnaître les ressemblances ou plutôt les identités qui, sous divers rapports, existaient entre ses recherches et celles que j'avais faites et publiées en 1826.

Au moment même où nous vous faisions ces leçons sur les principales maladies des centres encéphaliques, M. le docteur Duchenne vint nous entretenir du travail qu'il publiait. Comme il insistait sur la nouveauté de l'objet et du nom, je me permis de répondre que, pour moi, ces choses n'étaient pas tout à fait aussi nouvelles qu'il le croyait, et je lui rappelai ce que j'avais écrit, d'abord dans mes *Recherches cliniques et expérimentales sur le cervelet* (1828), et, plus tard (1847), dans ma *Nosographie médicale*.

Après avoir pris connaissance de ce dont il s'agit ici, M. Duchenne voulut bien consigner les passages suivants dans la partie de son mémoire qui n'avait pas encore été publiée. Le premier de ces passages se trouve à l'article qu'il a consacré au siége de la maladie dont il s'est occupé. Le voici textuellement :

« La coordination des mouvements des membres, faculté psychique composée, ainsi que je crois l'avoir démontré, de l'harmonie des muscles antagonistes et de la science des combinaisons musculaires instinctives, est profondément affectée dans l'ataxie locomotrice. Ce trouble fonctionnel est nécessairement produit par une lésion, soit anatomique, soit dynamique, du point nerveux central où siége cette faculté. C'est le cervelet qui, depuis les belles recherches de M. Flourens, est considéré comme le coordinateur des mouvements. M. le professeur Bouillaud, qui a répété et varié les expériences du savant physiologiste, a exposé avec plus de détails les phénomènes qui se produisent chez les animaux dont il a cautérisé le cervelet. Ces phénomènes, comme on va le voir, ont une grande ressemblance avec ceux de l'ataxie locomotrice. « Les seuls phénomènes constants et en quelque sorte pathognomoniques qui nous frappent dans ces expériences, sont les lésions, les désordres des fonctions locomotrices, et de l'*équilibration*. Ces phénomènes sont d'autant plus remarquables, qu'ils ne sont accompagnés ni de paralysie, ni de convulsions proprement dites. En effet, nous avons vu que les animaux privés de leurs facultés d'équilibration et de progression jouissent du pouvoir de fléchir, d'étendre, de remuer dans tous les sens les différents membres, et que le plus ordinairement même ces mouvements s'exécutent avec une vitesse et une fougue extraordinaires ; d'où il suit que l'on doit admettre dans le cervelet l'existence d'une force qui préside à l'association des mouvements dont se composent les divers actes de la locomotion et de la station, force essentiellement distincte de celle qui régit les mouvements simples et du tronc et des membres, bien qu'il existe entre elles deux les connexions les plus intimes (1). »

(1) *Recherches expérimentales et cliniques tendant à réfuter l'opinion de Gall sur les fonctions du* cervelet, etc. (*Archives gén. de méd.*, 1828.)

« Cette description ne rappelle-t-elle pas celle des troubles de la locomotion, propres à l'ataxie locomotrice? On sait, en effet, que nos malades, qui ayant perdu la faculté de coordonner leurs mouvements, au point de ne pouvoir ni marcher ni se tenir dans la station, exécutaient cependant tous les mouvements partiels facilement et avec une force extraordinaire. »

« Plus loin, M. Bouillaud, précisant plus exactement les limites du pouvoir coordinateur du cervelet, ajoute : « M. Flourens parait s'être écarté de la vérité, en avançant que le cervelet était le coordonnateur de tous les mouvements dits volontaires. Jusqu'ici, les expériences ne nous autorisent qu'à regarder cet organe comme le centre nerveux qui donne aux animaux vertébrés la faculté de se maintenir en équilibre et d'exercer les divers actes de la locomotion. Je crois d'ailleurs avoir prouvé, dans un autre mémoire, que le cerveau coordonnait certains mouvements, ceux de la parole en particulier, plus merveilleux encore que ceux dont il s'agit ici. » Ici encore les expériences de M. Bouillaud concordent avec mes observations. Les faits d'ataxie locomotrice que j'ai observés démontrent, en effet, que la faculté de coordonner les mouvements des membres est parfaitement indépendante de la faculté du langage, puisque chez tous nos malades la parole a été conservée intacte (1). »

« Le strabisme amaurotique ou l'amaurose seule sont une des complications ordinaires de l'ataxie locomotrice. Ces mêmes phénomènes se sont également produits dans les expériences de M. Bouillaud. Voici l'explication qu'il en donne et qui s'applique parfaitement à l'ataxie locomotrice : « Comme les tubercules quadrijumeaux (lobes optiques des oiseaux) sont, dit-il, contigus au cervelet, il n'est pas rare qu'ils soient lésés en même temps que lui ou que l'irritation de celui-ci se communique à eux, et dès lors on observe des troubles dans la vision et des dérangements dans les mouvements des yeux. De là aussi cet état singulier des yeux que j'ai observé souvent et qu'il est difficile de définir. »

« Il dit aussi que les facultés intellectuelles n'éprouvent aucune altération directe par suite de ces lésions. C'est également ce que l'on observe dans l'ataxie locomotrice. »

Dans ce premier passage, notre honorable et savant confrère reconnaît donc, de la manière la plus explicite et la plus loyale, ce qu'il y a d'identique entre ses travaux et ceux bien antérieurs qui nous sont propres. Qu'il nous permette seulement de lui faire observer qu'en reconnaissant ainsi les rapports qui existent entre ces deux travaux, il n'aurait pas dû parler seulement de nos expériences sur les animaux, mais aussi des observations cliniques que contient la seconde partie de notre mémoire, et dont ses propres observations ne sont autre chose que les analogues. Cette remarque faite en passant, voici le second des passages du mémoire ne M. Duchenne que nous avons annoncé, et qu'on lit à l'article intitulé : *Quelques considérations historiques :*

---

(1) Ici, comme un peu plus haut, au lieu de dire que mes expériences et mes observations chimiques rapportées dans mes ouvrages, confirment ses propres recherches, M. Duchenne aurait-il été moins fidèle à la chronologie en même temps qu'à la *justice* en disant, au contraire, que sous le point de vue qui nous occupe, ses recherches confirment les miennes, *concordent avec elles ?*

« M. le professeur Bouillaud, dans sa *Nosographie médicale,* à l'article ATAXIE DES CENTRES NERVEUX, signale certaines altérations de la myotilité qui diffèrent des convulsions et des paralysies et consistent en *un désordre, une incoordination, une ataxie du mouvement.* Il y rapporte la chorée, certains tremblements, la paralysie générale des aliénés ; il entrevoit qu'on pourra y rattacher les symptômes de quelques affections dites nerveuses ; mais, en même temps, il a soin d'ajouter que les observations manquent pour tracer une histoire pathologique de l'incoordination du mouvement, phénomène que, d'après ses recherches de physiologie expérimentale, il attribue à une lésion du cervelet (1). Dans ces divers passages, on trouve l'indication du *symptôme :* ataxie locomotrice ; mais, quant à la *maladie* que nous avons désignée sous ce nom pour en rappeler l'un des caractères, sa description clinique restait tout entière à faire, et c'est là justement le but de ce mémoire. »

Ici, M. Duchenne reconnaît encore que, bien longtemps avant les importantes recherches qui lui sont propres, j'avais, sous la même dénomination qu'il a employée, décrit le symptôme (ataxie locomotrice) de la maladie dont il s'est occupé. Il ajoute, il est vrai, que la description *clinique* de cette maladie restait *tout entière* à faire, et que c'est là justement le but de son mémoire. Que le travail de M. Duchenne ait beaucoup ajouté à la description clinique de la maladie *complexe, très complexe,* dont il s'est occupé, nous le reconnaissons hautement et avec satisfaction. Mais nous ne pouvons accorder que cette description *restât tout entière à faire.*

Le dernier passage du travail de M. Duchenne que nous citerons, a trait au nom que cet habile observateur a choisi pour désigner la maladie dont il s'est occupé : *ataxie locomotrice progressive* (2).

« Des considérations précédentes, il ressort que l'ataxie locomotrice progressive, dont il existait, il est vrai, dans la science, des faits incomplets et confondus avec d'autres faits pathologiques essentiellement différents, était inconnue, comme espèce morbide, et que quelques-uns de ses symptômes, son diagnostic, sa marche et son pronostic, étaient encore à décrire.

(2) Je n'ai point dit que la *lésion* du cervelet fût la cause de l'*incoordination du mouvement*, en général. J'ai pris bien soin, au contraire, comme on le voit dans les passages de mon mémoire, rapportés par M. Duchenne, ni même, de spécifier l'*espèce de mouvements coordonnés* auxquels les lésions du cervelet portaient atteinte. D'un autre côté, ce n'est pas seulement d'après mes recherches de *physiologie expérimentale*, mais aussi d'après des *observations cliniques* rapportées par moi, que j'avais attribué *certains mouvements désordonnés* ou *ataxiques* aux lésions du cervelet.

(1) D'après une note d'un placard que M. Duchenne avait eu la bonté de me remettre, mais qui a été supprimée dans le mémoire tel qu'il a paru, on lisait : « M. le professeur Bouillaud avait déjà désigné, d'une manière générale, tous les troubles de la locomotion occasionnés par la lésion du cervelet, sous le nom d'ataxie de la *locomotion.*

Je me suis servi, il est vrai, dans ma *Nosographie médicale,* de la dénomination dont il s'agit, ou d'autres semblables ; mais, je me suis trop appliqué à faire preuve d'exactitude, en matière de langage médical, comme en matière de doctrines médicales, pour désigner d'une manière générale, sous le nom d'*ataxie locomotrice,* tous les troubles de la *locomotion occasionnés par la lésion du cervelet.*

Je répète une dernière fois à M. Duchenne, qui devrait ne l'avoir pas oublié, que j'ai désigné sous le nom spécial de désordres les actes de la *progression,* de la *station,* de l'*équilibration,* et non sous celui d'*ataxie locomotrice en général,* les mouvements anormaux auxquels donnent lieu les lésions du cervelet, lequel, comme je l'ai démontré, ne *coordonnent* pas tous les mouvements, ceux de la parole, par exemple, etc.

» Il était nécessaire de lui donner un nom. J'avoue que j'aurais été heureux de m'em
dispenser, car, ne pouvant la désigner par la lésion anatomique qui, si elle existe
réellemment, est encore à rechercher (1), il me fallait choisir une dénomination qui
rappelât l'ensemble de ces principaux symptômes. On conçoit que cette dénomination
eût été alors une longue suite de mots et qu'elle aurait désagréablement affecté la
langue et l'oreille, si, sacrifiant à l'usage du néologisme moderne, j'avais, pour la
composer, consulté le glossaire grec. Convaincu donc qu'une dénomination déduite
des symptômes d'une maladie doit toujours être mauvaise, puisqu'on ne peut faire
entrer une définition complète dans cette nomination, je me suis résigné à dénommer
la maladie qui fait le sujet de ce mémoire d'après son symptôme fondamental, c'est-à-
dire par la perte progressive de la coordination des mouvements. Le mot *ataxie locomotrice progressive* m'a paru donner l'idée la plus exacte de cette espèce de troubles
de la locomotion. »

XI.— Si vous n'avez point oublié, Messieurs, que selon M. Duchenne lui-même, « le
travail morbide qui produit les phénomènes symptomatiques qui appartiennent aux
trois périodes de l'*ataxie locomotrice progressive*, commence en général, par les nerfs
moteurs de l'œil et par les tubercules quadrijumeaux, et de là s'étend aux pédoncules
cérébelleux supérieurs ou inférieurs et enfin au cervelet, » vous aurez lieu d'être surpris que cet excellent auteur n'ait pas fait choix d'une dénomination moins *vague* et
moins *générale*. Et pour ne parler de cette dénomination que par rapport à son siége,
tel qu'il est indiqué par M. Duchenne, comment peut-on se servir d'un seul et même
nom pour désigner une maladie qui affecte isolément d'abord, puis simultanément,
des parties aussi distinctes entre elles que le sont les nerfs moteurs de l'œil, les tubercules quadrijumeaux, les pédoncules cérébelleux supérieurs et inférieurs et le cervelet?

N'est-il pas évident que pour préciser la lésion, selon qu'elle occupe telle ou telle
de ces parties, il faut ajouter à la dénomination *commune* un autre mot qui indique le
siége spécial?

Et n'est-il pas évident aussi qu'on ne saurait, sans de graves inconvénients, décrire
d'une manière générale ou en bloc une maladie qui a pour siége tant de parties
diverses, avant d'avoir préalablement décrit cette maladie considérée dans chacune
d'elles en particulier?

Nous espérons que M. Duchenne prendra ces réflexions en bonne part, et qu'il ne
tardera pas à combler les lacunes que son beau travail peut présenter.

XII. — Mais il est temps de résumer et de formuler la doctrine que nous avons
exposée et discutée, sous le double rapport des fonctions *spéciales* du cervelet, et des
signes également *spéciaux* qui permettent de préciser le *diagnostic* des hémorrhagies
du cervelet :

---

(1) Désigner, d'une manière générale, les maladies, par la lésion anatomique, est un procédé de nomen-
clature dont nous avons depuis longtemps signalé le vice *radical*, quand il s'agit de maladies essentiellement *vitales* ou *dynamiques*.

1º Le cervelet est le siége d'un *instinct*, d'un pouvoir spécial qui, par l'intermédiaire de ce centre nerveux, régit, gouverne, coordonne les mouvements divers dont se composent la *marche* ou la *progression*, la *station* ou l'*équilibration*. Il est réellement pour ces actes mécaniques et ceux instinctifs et intellectuels qui président en quelque sorte à l'exécution des premiers, ce que sont les lobules antérieurs du cerveau aux actes si merveilleux dont se compose la parole, et à ceux plus merveilleux encore, sans lesquels la parole ne serait qu'un son (1).

2º Les signes spéciaux et distinctifs des hémorrhagies du cervelet, isolées de toute lésion des autres centres nerveux encéphaliques, consistent en une diminution ou une abolition complète des actes, en vertu desquels l'homme se transporte d'un lieu dans un autre, marche, reste debout et se maintient dans un état connu sous le nom d'*équilibre* ou d'*équilibration*. Cette impossibilité de marcher, de s'équilibrer, de se tenir debout, n'empêche pas que les malades ne puissent remuer, étendre, fléchir, porter en dedans ou en dehors les membres inférieurs, comme aussi remuer quelques autres parties du corps qui concourent aux actes dont nous venons de parler.

Cet état est donc manifestement différent de l'hémiplégie plus ou moins complète et *croisée* qu'on observe dans les hémorrhagies profondes du cerveau proprement dit (hémisphères ou lobes cérébraux), particulièrement celles qui ont pour siége les corps striés et les couches obliques.

Il diffère plus encore de la perte plus ou moins complète *de la parole* qu'on observe dans les hémorrhagies graves des lobules antérieurs du cerveau.

Ce symptôme n'a jamais lieu dans les hémorrhagies pures et simples du cervelet, et réciproquement, l'impossibilité de marcher, de se tenir debout, ne se rencontre jamais dans les hémorrhagies pures et simples des lobules antérieurs du cerveau.

Les vomissements signalés par M. Hillairet ne constituent pas un symptôme *spécial, essentiel* des hémorrhagies cérébelleuses. Mais il n'en mérite pas moins une considération sérieuse comme signe indirect. Il en est de même de certains mouvements anormaux des yeux et de certains troubles de la vision, sur lesquels nous nous sommes expliqués précédemment.

(1) Il va sans dire que je laisse ici en dehors de toute discussion le principe sacré qui, sous le nom d'*âme* ou d'*esprit*, d'*intelligence*, tient essentiellement sous son empire immédiat les divers phénomènes dont les centres nerveux sont le siége et les instruments ; pour nous, aussi, *l'homme étant une intelligence servie par des organes*.

Paris. — Typographie Félix Malteste et Cᵉ, rue des Deux-Portes-St-Sauveur.